ÉTAT ACTUEL

DE LA

PATHOGÉNIE ET DE LA CURE OPÉRATOIRE

DE LA MYOPIE AXILE

PAR

Le Dr H. BAYLAC

EX-EXTERNE DES HOPITAUX DE TOULOUSE

————————— ·•❈•· —————————

TOULOUSE
IMPRIMERIE LAGARDE & SEBILLE
2, RUE ROMIGUIÈRES, 2
—
1899

ÉTAT ACTUEL

DE LA

PATHOGÉNIE ET DE LA CURE OPÉRATOIRE

DE LA MYOPIE AXILE

PAR

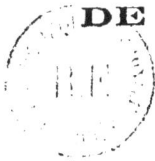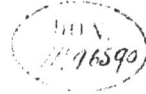

Le Dʳ H. BAYLAC

EX-EXTERNE DES HOPITAUX DE TOULOUSE

———— ⊗ ————

TOULOUSE

IMPRIMERIE LAGARDE & SEBILLE
2, RUE ROMIGUIÈRES, 2
—
1899

AVANT-PROPOS

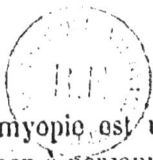

La myopie est une affection dont la gravité ne doit
échapper à personne, car le nombre de ses victimes est
tel qu'elle apparaît, d'ores et déjà, comme un péril social.
« Il est incontestable que nous nous trouvons en pré-
« sence d'une véritable épidémie, d'une endémie qui
« menace de devenir une calamité nationale ; nous
« devons employer tous les moyens possibles pour nous
« enquérir des causes du mal et les faire disparaître »
(Hermann Kohn). Visant plus particulièrement la France,
le docteur Gorecki s'exprime en ces termes : « Je suis
« bien persuadé, pour ma part, que si rien ne s'y oppose,
« avec les progrès de l'instruction et son obligation pour
« les hommes et pour les femmes, nous arriverons, au
« bout d'un petit nombre d'années, à n'avoir rien à
« envier, sous le rapport de la myopie, aux races voisi-
« nes qui, ayant commencé plus tôt que nous à imposer
« l'instruction obligatoire, nous ont précédés dans la
« voie de la myopie, aussi rare chez elles il y a cent ans
« qu'elle l'était chez nous il y en a cinquante. »
Le Congrès d'ophtalmologie, en inscrivant au rapport,
pour une séance prochaine, « la Suppression du Cristallin », a montré avec quelle sollicitude il poursuit la solution du problème du Traitement de la myopie. De notre

1

côté, nous avons pu apprécier l'intérêt que porte à cette question notre excellent maitre le docteur Rolland et c'est à son instigation que nous avons entrepris d'exposer la genèse de cette maladie et de dresser l'état des procédés opératoires actuellement dirigés contre elle. Nous avons donc le devoir de le remercier non seulement de l'inspiration de ce travail, mais aussi de sa collaboration à nos recherches. Notre reconnaissance lui est acquise pour l'accueil qu'il nous a fait à sa clinique, trois années durant.

Nous adressons encore nos remerciements à tous nos maitres de la Faculté et des hôpitaux et plus particulièrement à MM. les professeurs Chalot et Mossé qui ont guidé nos premiers pas dans la clinique de chirurgie et de médecine.

Nous n'oublierons pas la sympathie que nous a témoignée M. le professeur agrégé Frenkel.

Enfin, que M. le professeur Chalot reçoive l'expression de notre gratitude pour l'honneur qu'il nous a fait en acceptant la présidence de cette thèse !

PLAN

Ce travail sera divisé en deux parties :

Dans la première, nous exposerons l'anatomie du muscle ciliaire et de la zonule conformément aux données les plus récentes (chapitre premier).

Nous montrerons ensuite le mécanisme de l'accommodation et l'influence qu'exerce cette fonction sur la tension intra-oculaire (chapitre II).

La genèse de l'allongement de l'œil fera le sujet du chapitre III.

Dans la deuxième (chapitre IV) nous passerons en revue les procédés chirurgicaux appliqués au Traitement de la myopie.

PREMIÈRE PARTIE

CHAPITRE PREMIER

Anatomie.

---

a) CHOROÏDE ET MUSCLE CILIAIRE

La choroïde est constituée par des vaisseaux, des fibres musculaires lisses, des nerfs réunis par un stroma qui se caractérise par le très grand nombre de cellules pigmentaires qu'il renferme.

Nous nous occuperons simplement des fibres musculaires lisses.

Elles se trouvent dans les diverses parties de la choroïde, mais en nombre très inégal. Le gros des fibres est situé dans la moitié antérieure de la choroïde, dans le corps ciliaire : il constitue le muscle ciliaire. Le muscle ciliaire embrasse les procès ciliaires sous forme d'un anneau prismatique dont la base est dirigée en avant, l'arête en arrière ; de cette manière, il forme la partie antérieure et externe du corps ciliaire. Il n'est séparé de la sclérotique que par une mince couche de la *Lamina suprachoroïdea* et *fusca*. Toute la surface interne et une partie de la surface antérieure du muscle ciliaire sont garnies de procès ciliaires.

Les fibres lisses du muscle ciliaire affectent trois directions différentes : celles de la partie externe ou superficielle ont une direction méridionale; celles de la partie moyenne, une direction divergente et rayonnante ; celles placées dans l'angle antérieur et interne, une direction circulaire.

a) La partie méridionale de ce muscle s'insère : en avant, par un large tendon relativement fixe (Schœn), en dedans du canal de Schlemm (F.-E. Schultze); en arrière, chaque lamelle provenant de la partie méridionale fournit des prolongements latéraux qui la font anastomoser avec les faisceaux voisins. Cet arrangement régulier, les lamelles fasciculaires le conservent à partir de la naissance du muscle ciliaire dans une étendue de 2mm50; plus en arrière, ces lamelles divergent et changent leur direction méridionale contre une disposition en sens équatorial, de façon que, vers l'extrémité postérieure, elles forment le large réseau (0,3-0,6) de Schultze, dans lequel les anses musculaires s'entrelacent largement par des prolongements latéraux.

L'insertion postérieure du muscle ciliaire ne se termine pas dans ce réseau de Schultze, car il part de ce réseau de nombreux et très fins faisceaux musculaires qui vont se jeter dans la choroïde ou, pour mieux dire, dans sa couche superficielle. Ces fins faisceaux fournissent des fibres musculaires qui se fusionnent avec des fibres du stroma choroïdien, tandis que les faisceaux dont elles émanent se réunissent entre eux par des prolongements

plus ou moins longs et des renflements de nœuds musculaires fins, disséminés, à contours précis et en forme
d'étoiles, dans les couches superficielles de la choroïde et,
au contraire, épais et allongés en sens méridional, dans les
couches profondes. Ces nœuds, superficiels et profonds,
s'anastomosent les uns avec les autres par des émana-
tions plus ou moins effilées, parfois composées de deux
ou trois fibres musculaires (Jeropheef).

Les fibres musculaires qui se terminent, après leur
passage par les anses du réseau, directement dans le
stroma choroïdien et celles qui, après l'avoir traversé,
forment à leurs points d'entrecroisement un réseau musculaire à renflement, aboutissent toutes au tissu élastique
qui donne naissance à la série susdécrite, sous-jacente à
la *Lamina supra choroïdea*, de façon que la membrane
superchoroïdienne représente en quelque sorte le tendon
postérieur très élargi de la portion méridionale du muscle
ciliaire (Ivanoff) et s'insère autour du nerf optique.

b) Les faisceaux musculaires de la portion radiale ou
moyenne du muscle ciliaire s'éloignent de la direction
antéro-postérieure, s'incurvent latéralement en prenant
des directions plus ou moins obliques et s'anastomosent
les uns avec les autres, constituant une sorte de réseau
musculaire à mailles allongées circulairement. La ten-
dance à la disposition réticulée et circulaire est d'autant
plus accentuée dans le muscle choroïdien qu'il s'agit de
régions plus profondes et plus antérieures.

En avant, les lamelles radiales commencent près de
l'angle interne et antérieur. *En arrière*, elles se rattachent avec leur réseau au muscle annulaire de Müller
(Schultze, Ivanoff).

c) A l'angle antéro-inférieur (l'angle antéro-supérieur étant représenté par l'insertion sclérale) (Rochon-Duvignaud), on observe toujours, mais plus ou moins développé, un renforcement dit muscle annulaire de Müller, dont les fibres circulaires, parallèlement dirigées au bord cornéen, sont en partie aussi placées plus bas, le long de toute la surface antérieure des procès ciliaires. Ces faisceaux, d'une épaisseur différente, sont séparés les uns des autres par une épaisse couche de tissu cellulaire et ils ne sont munis que çà et là de prolongements qui les font s'anastomoser entre eux. Par conséquent, toute cette partie du muscle ciliaire forme un muscle annulaire absolument indépendant; seule, sa partie postérieure, c'est-à-dire celle qui touche aux faisceaux radiaires ou moyens, les plus antérieurs, est formée de telle façon que les faisceaux radiés, quittant leur direction ordinaire, se replient en sens circulaire.

La traction que la contraction du muscle ciliaire peut exercer sur les couches choroïdiennes profondes (choriocapillaire et membrane vitreuse moyenne) contrairement à ce qu'avancent Hensen et Voelkerf doit être « très insignifiante » (Ivanoff).

b) LA ZONULE

La zonule, chez l'homme et dans toutes les espèces animales, est uniquement composée de fibres ou, pour mieux dire, de faisceaux de fibrilles. Ce n'est donc pas une membrane continue.

En arrière, elles s'attachent en avant de l'*ora serrata*,

Œil humain adulte (1).

Coupe vertico-transversale au niveau de la tête des procès ciliaires,
suivant une ligne passant donc au devant du vitré.

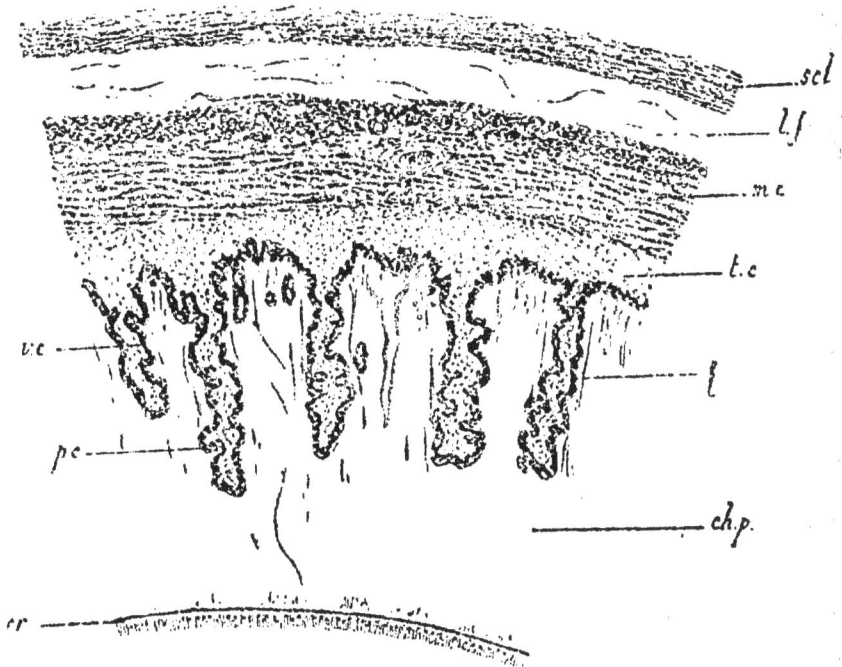

scl. Sclérotique : une partie seulement de son épaisseur a été représentée.

l. f. Lamina fusca, dissociée par le décollement qui s'est produit, comme toujours, entre le muscle ciliaire et la sclérotique.

m c. MUSCLE CILIAIRE.

t. c. Couche choroïdienne du corps ciliaire.

v. c. Vallée ciliaire, garnie d'un épithélium fortement pigmenté.

ch. p. L'espace périlenticulaire, faisant, comme les vallées ciliaires, partie de la chambre postérieure.

p. c. PROCÈS CILIAIRES Revêtus de leur double couche épithéliale (pars ciliaris retinæ) presque entièrement dépourvue de pigment à ce niveau.

z. LES FIBRES ZONULAIRES.

cr. La cristalloïde, coupée aux environs de l'équateur, doublée de son épithélium capsulaire.

(1) Dr ROCHON-DUVIGNEAUD. *Précis iconographique d'anatomie normale de l'œil. Société d'éditions scientifiques, Paris.*

Œil humain vu de face (1).

après ablation complète de tout le couvercle de la chambre antérieure (cornée et limbe scléral), et arrachement de l'iris.

On découvre ainsi la face antérieure du cristallin, les têtes des procès ciliaires et l'espace périlenticulaire traversé par les fibres de la zonule.

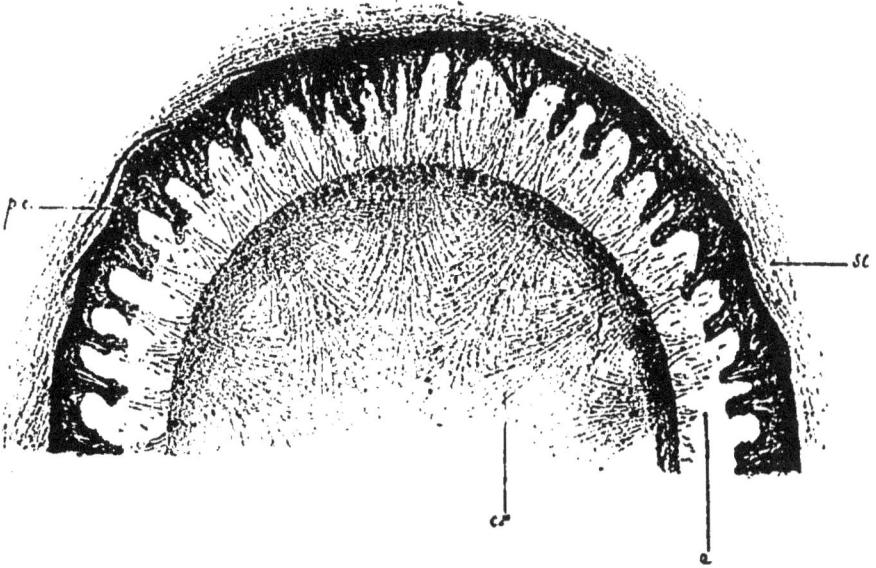

s. c. Sclérotique (surface de coupe).
z. Fibres zonulaires.
cr. Cristallin.
p. c. Procès ciliaires.

(1) Dr ROCHON-DUVIGNEAUD, *Précis icononographique d'anatomie normale de l'œil. Société d'éditions scientifiques*, Paris.

LÉGENDE EXPLICATIVE

m. B. L'origine de la membrane de Bowmann. C'est en ce point seulement que les couches antérieures de la cornée deviennent transparentes. Opaques jusque-là, elles constituent une sorte d'empiètement superficiel de la sclérotique sur le couvercle transparent de la chambre antérieure. Cet empiètement est de 2 millim. et plus en haut et en bas, de 1 millim. environ en dedans et en dehors. C'est ce qui donne à la cornée transparente la forme d'un ovale à grand axe transversal, tandis que la chambre antérieure est circulaire.

ch. a. Chambre antérieure. Elle est moins profonde qu'à l'état normal, le cristallin étant légèrement porté en avant et surtout plus épais que normalement (gonflement par les réactifs).

ch. p. Chambre postérieure. On voit qu'elle est limitée en avant par l'iris et les procès ciliaires *(pars iridica* et *ciliaris retinæ),* en arrière par le cristallin et le vitré *(h,* hyaloïde). Elle contient les fibres *z* de la zonule. La zone pupillaire de l'iris (non figurée ici) reposant sur le cristallin, les deux chambres de l'humeur aqueuse communiquent par une fente capillaire.

zz'. Fibres zonulaires constituant le plan antérieur.

z". Fibres zonulaires du plan postérieur.

z"'. Fibres zonulaires de renforcement.

h. L'hyaloïde. En arrière, dans l'épaisseur du vitré, on voit des faisceaux ondulés analogues d'aspect à l'hyaloïde et du reste de même nature qu'elle. Toute cette partie antérieure du vitré présente, plus ou moins marquée, une disposition fibrillaire, ébauche de la transformation qui a donné naissance aux fibres nettement différenciées de la zonule.

L'espace libre entre l'hyaloïde et les fibres zonulaires (au niveau de *h)* résulte d'un décollement accidentel très fréquent sur les préparations et qui démontre la non-adhérence de l'hyaloïde et de la zonule en ce point. Petit (1726), en produisant ce décollement par une injection d'air, fit une expérience sans aucun doute fort intéressante encore aujourd'hui. Mais on voit combien le mot de *canal* de Petit est mal appliqué à ce décollement par emphysème rétro-zonulaire.

o. s. L'*ora serrata.* Le pli choroïdien situé au-dessus est accidentel.

l. f. Espace supra-choroïdien, ne présentant dans sa partie antérieure que des lamelles de *lamina fusca* extrêmement ténues et espacées. C'est là presque une transformation en cavité séreuse : dès lors, il est bien difficile de ne pas admettre des glissements de la choroïde sur la sclérotique en ce point.

m. c. Muscle ciliaire (portion radiée, muscle de Brücke).

m. M. Muscle de Müller (faisceaux circulaires du muscle ciliaire).

Segment antérieur de l'œil (1).

Les chambres antérieure et postérieure, le cristallin, la zonule,
le muscle cilliaire, la région antérieure du vitré, l'iris.

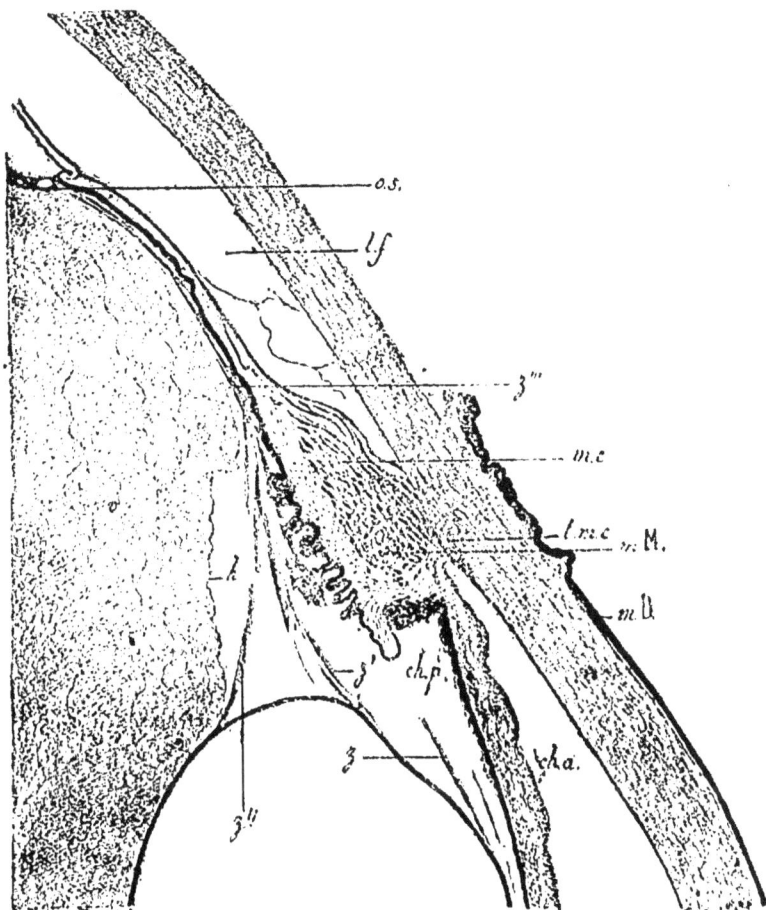

(1) D' ROCHON-DUVIGNEAUD, *Précis iconographique d'anatomie normale de l'œil. Société d'éditions scientifiques*, Paris.

(Droit de reproduction accordé au *Bulletin d'oculistique*).

d'une part, à la *pars ciliaris retinæ* et, d'autre part, à l'hyaloïde.

Les attaches de la *pars ciliaris retinæ* se prolongent en avant et se fixent au fond les vallées ciliaires, presque à leur orifice antérieur; on n'en voit jamais partir des crêtes ciliaires, ni de leurs faces latérales, ni des extrémités des procès.

De là, ces fibres zonulaires, en descendant vers le cristallin, se divisent en deux plans principaux : un antérieur et l'autre postérieur (Voir les planches.)

Les *fibres postérieures* se moulent sur la convexité du corps vitré qui les fait légèrement bomber en avant. Elles vont s'attacher à la cristalloïde postérieure tout à fait à sa périphérie.

Les *fibres antérieures*, en rapport non plus avec une surface régulière comme celle de l'hyaloïde, mais avec la série des crêtes et des vallées, présentent une disposition plus compliquée, car elles forment non plus un plan mais une surface gaufrée qui s'engrène avec les procès.

Les crêtes ciliaires appuyent sur les fibres zonulaires, les dépriment, leur donnent une concavité antérieure (Schœn) que l'on retrouve sur la planche.

Ces crêtes, en appuyant sur les fibres zonulaires, déterminent leur concavité en avant et leur servent en quelque sorte de chevalet tenseur, de poulie de réflexion.

Les fibres réfléchies sur le procès s'attachent à la cristalloïde antérieure tout à fait vers sa périphérie, dans une situation à peu près symétrique aux insertions postérieures. Elles constituent les parties rentrantes de la zone gaufrée.

Les parties saillantes de cette surface sont représentées par les fibres qui débouchent de l'orifice antérieur des vallées ciliaires où elles sont nées et par conséquent ne subissent pas de réflexions sur les crêtes ciliaires, avec lesquelles elles n'ont aucun rapport. Ces fibres paraissent moins nombreuses que celles des deux autres catégories prises séparément. Elles s'insèrent vers la cristalloïde antérieure, bien en avant du plan des fibres réfléchies, c'est-à-dire plus vers le centre du cristallin (Rochon-Duvignaud (1).

(1) Rochon-Duvignaud : *Précis iconographique d'anatomie normale de l'œil. Société d'édit. scientif. Paris.*

CHAPITRE II

Mécanisme de l'accommodation.

On a émis sur le mécanisme de l'accommodation les hypothèses les plus diverses. Scheiner l'expliquait par une contraction de la pupille. Home et Rainsden faisaient intervenir les changement de courbure de la cornée. Kepler et Descartes l'attribuaient l'un à un avancement du cristallin, l'autre à une augmentation de courbure de cet organe. Arlt découvrit que la myopie dépendait d'un allongement du globe. Il crut devoir rattacher cette déformation à l'action des muscles extrinsèques de l'œil.

Mais c'est Max Langenbeck, en 1849, qui trancha la question. En reproduisant les expériences de Purkinje, il s'aperçut que les reflets déterminés par les surfaces réfringentes subissaient des modifications sous l'influence de l'accommodation. Cette découverte n'attira guère l'attention. Cependant Cramer utilisa les observations de Langenbeck et construisit un instrument qui permit d'apprécier les changements des images catoptriques du cristallin. Il put ainsi se rendre compte que le reflet de la surface antérieure accomplit, pendant l'accommodation, un mouvement centripète assez étendu.

Il était donc démontré que l'accommodation se faisait

par une augmentation de courbure du cristallin. Mais quel était le facteur de cette augmentation de courbure? Cramer pensait que l'iris comprimait les parties périphériques de cet organe et que le muscle ciliaire, en se contractant, exerçait une traction sur la choroïde. Cette traction avait pour résultat de pousser le corps vitré en avant. Le cristallin subissant ainsi une pression dans toute son étendue, excepté sur la région pupillaire, se bombait à cet endroit.

Helmholtz observait les mêmes faits, peu de temps après, et édifiait sa théorie de l'accommodation :

1° Cette théorie repose essentiellement sur l'élasticité du cristallin, c'est-à-dire sur la propriété qu'a cet organe, lorsqu'il n'est plus soumis à la traction de la zonule, de prendre la forme sphérique ;

2° Les contractions du muscle ciliaire, en tirant en avant la choroïde, avancent la zonule, la relâchent et permettent au cristallin, ainsi abandonné à son élasticité, de devenir d'autant plus sphérique qu'elles sont plus fortes. L'hypothèse de Helmholtz fut confirmée par les expériences de Hœnsen et Volkers.

Ces observateurs, opérant sur des chiens, des singes, des chats, etc., excitèrent les nerfs ciliaires qui émanent du ganglion ophtalmique et provoquèrent l'apparition des phénomènes suivants : resserrement de la pupille, rétraction du bord périphérique de l'iris et saillie en avant de la partie pupillaire.

Enfonçant une aiguille très fine dans l'œil, un peu en arrière de l'*ora serrata*, ils électrisèrent le ganglion ciliaire et l'extrémité libre de l'aiguille décrivit un mouvement en arrière. Ce fait était une preuve que la choroïde avançait. Coccius a pu noter, au cours de ses expériences, des phénomènes qui semblent militer en faveur de l'hypothèse de Helmholtz : gonflement des procès ciliaires, diminution du diamètre du cristallin, augmentation de la largeur de son bord, etc. V. Helmholtz étaya sa théorie sur les autopsies qu'il avait pratiquées. Il avait mesuré le rayon de la surface antérieure de deux cristallins morts et obtenu le résultat suivant : 10^{mm}16 et 8^{mm}87. Trois cristallins vivants ayant été soumis à la même mensuration lui avaient fourni une longueur de rayon égale à 11^{mm}9, 8^{mm}8 et 10^{mm}4.

Il aurait fallu s'attendre à trouver les cristallins morts et sortis de l'œil dans leur capsule, en état d'accommodation maxima puisqu'ils n'étaient plus exposés à aucune traction. Or, il suffit de comparer les chiffres des cristallins morts à ceux des cristallins vivants et *mesurés au repos* ou bien à ceux qu'il a adoptés pour son œil schématique (V. Tscherning) (1) pour se rendre compte que ses autopsies ne plaident nullement en faveur de son hypothèse (Tscherning).

Les six cristallins morts, extraits de l'œil dans leur capsule et mesurés par Stradfeldt à l'aide de l'ophtamomètre de Javal, infirment aussi la théorie de Helmholtz

CE QU'A PROUVÉ TSCHERNING

Mannhart, par une étude de l'anatomie comparée du muscle ciliaire, était arrivé à cette conclusion que c'est l'extrémité postérieure du muscle qui doit être considérée comme fixe et que l'accommodation doit se produire

(1) Tscherning. — *Optique physiologique*, p. 152.

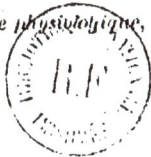

par une traction exercée sur la zonule. Mannhart fut
vivement critiqué par Henri Müller et son travail n'attira
guère l'attention, car on ne pouvait pas croire qu'une
traction sur la zonule put produire une augmentation de
courbure des surfaces cristalliniennes.

Mais c'est à Tscherning, directeur-adjoint du labora-
toire d'ophtalmologie de la Sorbonne, que l'on doit la
démonstration expérimentale de ce fait que l'on peut
obtenir, par une traction sur la zonule, une augmentation
de courbure des surfaces du cristallin au milieu, tout en
les aplatissant vers la périphérie (1).

Il est relativement facile de reproduire l'expérience,
soit à l'aide d'un procédé de Tscherning, soit avec l'appareil du docteur Crzellitzer.

a). Procédé de Tscherning. — « On extrait le cris-
« tallin de l'œil d'un bœuf ou d'un cheval (qui ne doit
« pas être trop vieux), avec la capsule et la zonule de
« Zinn. Il est facile de voir qu'en comprimant les bords
« les surfaces s'aplatissent. Pour observer l'effet d'une
« traction, on saisit la zonule des deux côtés, très près
« du cristallin, et on peut, en regardant le cristallin de
« profil, voir que la surface antérieure prend une forme
« hyperbolique. Mais on obtient une meilleure idée de la
« déformation en étudiant les images catoptriques. On
« place le cristallin, la surface antérieure en haut, sur
« une table et on fixe au-dessus, à quelque distance, un
« anneau opaque sur lequel on a tendu une feuille de
« papier transparent. En éclairant cette feuille de papier,

---

(1) Cet aplatissement donne lieu cependant à une augmentation de
réfraction. Pour l'explication de ce fait, en apparence paradoxal, voir
Tscherning, p. 13 et p. 162.

« on voit l'image catoptrique de l'anneau se former sur
« la surface antérieure du cristallin comme un rond
« noir. On peut aussi remplacer l'anneau par une grosse
« lentille. Il faut que la grandeur et la distance de l'an-
« neau soient telles que l'image paraisse assez grande et
« placer cet anneau de façon que l'image soit centrée
« avec le cristallin. Alors, en exerçant une traction, on
« voit le rond se changer en un ovale dont l'axe le plus
« petit correspond à la direction de la traction, ce qui
« montre avec évidence que la courbure augmente dans
« cette direction. L'expérience réussit d'autant plus faci-
« lement que l'anneau est plus grand. Si l'on place l'an-
« neau, de façon que son image se trouve près du bord
« du cristallin, on le voit s'allonger dans le sens de la
« traction, ce qui indique un aplatissement dans cette
« direction. »

b) « Le docteur Crzellitzer a construit un appareil au
« moyen duquel on peut exercer une traction sur la
« zonule dans toutes les directions à la fois et avec
« lequel on peut encore mieux imiter l'accommodation.
« Au lieu de l'anneau, on peut se servir de deux bou-
« gies placées de telle façon que leurs images se trou-
« vent dans la direction de la traction. En exerçant cette
« traction, on les voit faire un mouvement centripète
« analogue au mouvement décrit par Cramer, mais de
« moindre étendue. Il est probable, en effet, que les ani-
« maux n'ont pas une accommodation bien développée
« et il ne faut pas oublier, d'autre part, que dans l'œil,
« le déplacement paraît presque doublé par le grossis-
« sement de la cornée. L'expérience ne peut être consi-
« dérée que comme une imitation assez grossière de

« l'accommodation, mais il est hors de doute qu'on
« puisse obtenir une augmentation de courbure par une
« traction exercée sur la zonule » (Tscherning, *loc. cit*).

Le cristallin, pendant la traction de la zonule, prend
une forme de toupie (lenticône passager) et il n'y a pas
lieu de s'en étonner, quand on sait que le contenu du
cristallin se compose, chez l'adulte, de deux parties :

a) Un noyau, qui possède une courbure plus prononcée
que les surfaces du cristallin et ne peut changer de
forme (1);

b) Une couche superficielle (couche accommodative) (2)
qui, au contraire, possède, à un degré très élevé, la faculté
de *changer de forme,* sa consistance étant à peu près
celle d'une solution de gomme très épaisse.

PHÉNOMÈNES ACCOMPAGNANT LA CONTRACTION DU MUSCLE CILIAIRE.

1° Gonflement des procès ciliaires (Coccius);
2° L'équateur du cristallin reste toujours éloigné des
procès ciliaires et cela d'autant plus que l'accommodation est plus forte (Coccius);

(1) « Et le résultat est le même, quand il n'y pas le noyau, comme chez
les individus jeunes, si seulement la courbure et la résistance des couches augmentent vers le centre. L'augmentation de courbure des couches
centrales est visible sur n'importe quelle préparation du cristallin. L'augmentation de résistance trouve son expression optique dans l'augmentation d'indice vers le centre » (Tscherning, *loc. cit.*).
(2) « Je désigne, dit Tscherning, cette couche sous le nom de *couche
accommodatice,* pour bien faire ressortir que c'est grâce à elle que l'œil
peut s'accommoder. A mesure que l'âge avance, le noyau augmente, tandis que la couche accommodative diminue et avec elle l'amplitude
d'accommodation ».

3° Los procès ciliaires, par l'augmentation de leur volume, pressent sur la partie antérieure du corps vitré (Coccius) ;

4° Contraction de la pupile. — Cette contraction n'est pas synchrone avec l'accommodation, mais se produit un peu après elle (Donders) ;

5° Déplacement en bas du cristallin vers la fin de l'accommodation (Cramer, Tscherning) ;

6° La surface antérieure du cristallin pendant l'accommodation *n'avance pas* (Tscherning) ;

7° La partie de la surface antérieure du cristallin correspondante à la pupille, ne change pas de place (Tscherning) ;

8° La partie de la surface antérieure du cristallin couverte par l'iris, recule avec cette membrane (Tscherning) ;

9° Il se forme pendant l'accommodation, à la surface antérieure de l'iris, une vallée circulaire dont le bord périphérique correspondant au bord ciliaire, monte à pic, tandis que le bord central présente une pente très douce correspondant à la surface antérieure (Cramer, Tscherning).

Lorsque ce phénomène est bien prononcé, on obtient ainsi une idée assez nette de la forme conique que prend la cristalloïde antérieure pendant la contraction du muscle ciliaire ;

10° Une légère augmentation de la courbure de la surface postérieure du cristallin (Hœnsen, Voelkers) ;

11° La surface postérieure du cristallin reste à peu près à sa place pendant l'accommodation ; quelquefois, on observe pourtant des phénomènes qui semblent indiquer que la surface postérieure du cristallin *recule un peu* (Tscherning).

2

La clinique confirme, d'une façon éclatante, les remarquables expériences de Tscherning. Il suffit de rappeler les observations de Foerster en 1864, trois ans avant que Helmholtz ne publiât sa théorie de l'accommodation. Leur valeur ne saurait être mise en doute puisque le professeur Arlt, de Vienne, les a déclarées « équivalentes à des expériences physiologiques ».

Foerster observa plusieurs malades affectés de petits kératocèles.

Chaque fois que le malade faisait un effort d'accommodation, le kératocèle s'affaissait pour se reproduire lorsqu'il relâchait son accommodation.

L'instillation d'atropine faisait disparaître ce phénomène.

Chez des personnes atteintes de fistule cornéenne, il obtenait un effet presque immédiat de l'atropine, en instillant une goutte de la solution dans le cul-de-sac conjonctival; et en faisant *faire un effort d'accommodation*, le liquide était aspiré dans la chambre antérieure par la diminution de la tension.

Chibret, de Clermont-Ferrand, a trouvé, dans l'observation clinique, une vérification des expériences de Tscherning. En examinant des sujets atteints de paralysie incomplète de l'accommodation et en leur faisant fixer un objet plus rapproché de l'œil que le miroir, Chibret a pu constater, d'après le jeu des ombres, que dans certains cas le centre seul du champ pupillaire devenait plus réfringeant. Ce fait confirme encore la théorie de Tscherning (Congrès d'Edimbourg, 1894.)

THÉORIE DE TSCHERNING

« Pendant la contraction, l'angle antéro-extérieur du muscle ciliaire reste fixe, l'angle antéro-intérieur recule comme on peut le voir directement dans la chambre antérieure et l'extrémité postérieure avance, comme les expériences de Hœnsen et Voelkers l'ont prouvé.

« Le reculement de la partie antérieure exerce sur la zonule la traction qui produit la déformation de la surface antérieure.

« L'avancement de l'extrémité postérieure du muscle ciliaire exerce sur la choroïde une traction qui a pour effet de soutenir le corps vitré et indirectement le cristallin, de sorte que celui-ci ne recule pas sous l'influence de la traction.

« Pour le résultat définitif il importe peu à laquelle des deux actions on attribue la prépondérance (Tscherning, *loc. cit.*, p. 170). Le docteur Rochon-Duvignaud, visant ce mécanisme de la traction de la zonule indiquée par Tscherning, dit : « Mais quand Tscherning « quitte le terrain expérimental pour essayer d'inter- « préter l'action du muscle ciliaire, d'après les dispo- « sitions anatomiques qu'il lui suppose, il est infiniment « probable qu'il fait fausse route et nous fait sentir la « nécessité qu'il y a à aborder expérimentalement et « autant que possible par l'observation directe l'étude « du mécanisme musculaire de l'accommodation. »

Voici comment le Dr Rolland, en s'appuyant sur les données expérimentales de Tscherning, explique l'action du muscle ciliaire :

THÉORIE DU DOCTEUR ROLLAND

La contraction de la partie radiée du muscle ciliaire et de son faisceau de renforcement, dit muscle de Müller, détermine :

1° La compression du plexus veineux des procès ciliaires et par suite leur gonflement (Coccius);

2° L'engrenage plus complet des crêtes ciliaires dans les vallées zonulaires correspondantes et réciproquement celui des monticules zonulaires dans les vallées ciliaires correspondantes ;

3° Une pression d'avant en arrière :

a) Sur les fibres zonulaires attachées en arrière à l'ora serrata (*pars ciliaris retinæ*) et à l'hyaloïde, et en avant à la surface antérieure du cristallin;

b) Sur les fibres zonulaires du plan postérieur attachées en arrière comme celles du plan antérieur et en avant à la surface postérieure du cristallin ;

c) Sur l'hyaloïde ;

d) Sur la partie antérieure du corps vitré (Coccius).

Or, comme en vertu du principe de Pascal, la pression produite par la contraction du muscle ciliaire sur la partie antérieure du corps vitré s'exerce avec une égale intensité sur tous les points de la cavité hyaloïdienne, il en résulte que les attaches postérieures des fibres zonulaires sont serrées entre l'hyaloïde distendue par le corps

vitré ainsi comprimé et la *pars ciliaris retinæ* main-
tenue en place par la choroïde que tend la partie méridionale du muscle ciliaire (Schoën) comme entre les
mâchoires d'un étau.

L'extrémité postérieure de la zonule étant ainsi fixée
(en arrière), il est de toute évidence que les procès
ciliaires gonflés, comme il a été prouvé et refoulant
d'avant en arrière les parties centrales de la zonule,
entraîneront, par suite, d'avant en arrière, l'extrémité
libre de la zonule, celle qui est attachée au cristallin
(Rolland).

Le mécanisme de l'accommodation est donc un sujet
sur lequel tous les physiologistes ne sont pas d'accord.

Pour nous, l'intérêt ne réside pas là; il est uniquement dans la question de savoir si la tension intra-oculaire augmente au cours de cette fonction. Or, ce fait
n'est pas contestable. Les expériences de Coccius ont
démontré que les procès ciliaires se gonflent et qu'ils
exercent une pression sur la partie antérieure du corps
vitré. Sattler (1) a du reste confirmé cette notion d'une
manière irréfutable. Il a introduit une canule de
Schaltten dans le corps vitré et dans la chambre antérieure et il a constaté que pendant l'accommodation ou
plutôt pendant le passage du courant dans les nerfs
ciliaires, il se produisait une augmentation de pression
de 2, 3 et même 4 millimètres.

---

(1) SATTLER. — Contribution à l'anatomie et à la physiologie de l'accommodation. — *Bericht uber die Versam der opt. Gese.* Heidelberg, 1887.

CHAPITRE III

Du mécanisme de l'allongement de l'œil.

ALLONGEMENT DE L'ŒIL NÉ HYPERMÉTROPE (1)

Le refoulement d'avant en arrière des yeux atteints d'hypermétropie moyenne ou faible, autrement dit l'allongement des yeux congénitalement courts, a deux facteurs : une *exagération extrême de la pression* que le corps vitré exerce sur l'hémisphère postérieur et une *très légère diminution de la résistance* physiologique de ce dernier (Rolland).

L'exagération extrême de la tension du corps vitré est la conséquence nécessaire des contractions violentes que le muscle ciliaire d'un œil, dont la rétine est placée à un millimètre en avant du foyer principal de son système optique, est requis de produire quand l'enfant a besoin de s'adapter à la distance la plus commode pour lire à 28 centimètres (Rolland).

Plus l'accommodation se prolonge (c'est-à-dire l'adaptation à courte distance), plus s'exerce l'action dilatante

---

(1) Les mensurations d'Ely, de Hortsmann, de Schleich, de Königstein, de Cohn, etc., etc. ont, en effet, démontré que les yeux de tous les enfants étaient *hypermétropes* pendant les neuf premières années.

du corps vitré. Et cette action est encore accrue par la crampe ciliaire permanente (1) (spasme accommodatif) dont sont atteints tous les enfants quand leur muscle ciliaire est obligé de soutenir, pendant plusieurs heures consécutives, la vision nette qu'exige la lecture des livres et manuscrits (Rolland). La légère diminution de la résistance physiologique de l'hémisphère postérieur résulte d'un trouble nutritif par insuffisance d'apport (Bouchard). Ne trouvant pas dans la part des forces intérieures circulantes, qui lui est normalement apportée, la quantité de matériaux qu'il lui faut pour fabriquer les six mille plaques visuelles que nécessitent les six mille mises au point (Javal) d'une heure de lecture, la rétine est obligée de la soustraire aux tissus de l'hémisphère postérieur. La résistance de ce dernier étant ainsi amoindrie, l'œil s'allonge totalement. A mesure que la rétine se rapproche du foyer principal, les efforts accommodatifs et, par suite, la tension intra-oculaire diminuent. Si, par surcroît, la santé de la coque oculaire, troublée, comme il vient d'être dit, s'améliore, l'œil hypermétrope cessera de s'allonger. Admettons que l'allongement s'arrête, alors que la rétine est encore située en avant du foyer principal postérieur, et nous aurons un œil atteint d'une hypermétropie dont le degré est en raison inverse de la distance qui sépare la rétine du foyer. Si l'arrêt se produit quand elle est passée en arrière du foyer, l'œil sera myope (Rolland).

(1) Martin (G.) a mis en relief cette crampe ciliaire. V. Dynamisme dans la myopie progressive. *Soc. Fr. d'opht.*, 1889.

ALLONGEMENT DE L'ŒIL DEVENU MYOPE

Nous retrouvons ici les mêmes facteurs, mais l'un d'eux est devenu plus puissant : la diminution de la ré-sistance de l'hémisphère postérieur s'est, en effet, accrue. L'augmentation de la tension du corps vitré est toujours produite par l'adaptation de l'œil à la distance à laquelle est placé le livre ou le manuscrit. Son action est ren-forcée par les circonstances aggravantes de la lecture : spasme de l'accommodation, insuffisance d'éclairage, typographie défectueuse, lettres minuscules, etc., etc.

L'extrême *diminution de résistance* est partielle, limi-tée au pôle postérieur. Elle est produite par une choroï-dite localisée dans cette région. Landolt (1) en montre la possibilité dans ces lignes : « Le pôle postérieur de l'œil « est presque constamment exposé à la lumière et pos-« sède une importance prépondérante dans la vision. « Étant le plus actif et le plus fatigué, il doit être égale-« ment le plus menacé et ses membranes s'enflammeront « facilement pour peu qu'on *leur impose un travail* « *excessif* ou qu'elles présentent *la moindre disposi-* « *tion morbide.* » Ces deux conditions existent ici.

1º *Le travail excessif*, la lecture le réalise comme Javal l'a montré. Cet observateur remarquable a cons-taté, en effet, que la variété de travail de près n'était pas indifférente pour la production de la myopie. Il ressort de ses observations que la lecture compte beaucoup plus

(1) Landolt, p. 479.

de myopies, à son actif, que les autres formes de travail
telles que la couture, l'écriture, la typographie, etc. La
lecture, en effet, exige une application permanente de la
vue. L'artiste, l'écrivain interrompent à chaque instant
leur besogne pour réfléchir, tandis que le lecteur n'ac-
corde pas une minute de repos à son organe. « La parti-
» cularité la plus remarquable du travail qu'on fait
« exécuter aux yeux, pendant la lecture, consiste dans
« la variation continuelle de la distance de l'œil au point
« de fixation. Supposons un œil placé en face du livre,
« le commencement et la fin de chaque ligne sont plus
« éloignés que le milieu ; il faut alors que le lecteur
« fasse un effort d'accommodation pour passer du com-
« mencement au milieu de la ligne et relâche son accom-
« modation pour aller du milieu à la fin (Javal). »

Seggel (1878) en examinant 1600 soldats, a trouvé :

Parmi les paysans................	2 %/₀ de myopes	
— journaliers..............	4	—
— artisans.................	9	—
— négociants, imprimeurs....	44	—
— volontaires d'un an........	58	—

Tscherning (1888) a trouvé la myopie parmi la popula-
tion mâle du même âge distribuée comme suit :

	Nombre total,	Myopes,	P. 100
Journaliers, paysans, marins...	2,325	57	2,45
Artisans divers..............	2,861	150	5,24
Artisans à travail rapproché....	566	66	11,66
Artistes, ingénieurs, architectes.	270	36	13,33
Empl. de bureau et de commerce.	»	»	16,16
Etudiants..................	1,009	159	32,38

Cette influence de la lecture sur la production de la myopie a été confirmée en France par les recherches de Vignes, Chauvel, Nimier, et Motais.

2° Les circonstances qui favorisent l'apparition de la choroïdite sont celles qui augmentent la déchéance nutritive de l'œil ou de l'organisme et celles qui provoquent la congestion de la choroïde.

a) Les premières sont : la croissance rapide, l'état général, l'hérédité.

« Lorsqu'on examine, dit Landolt, l'état de nutrition « d'individus atteints de myopie, on reconnaît très sou- « vent, comme cause, une constitution défectueuse et « débile, non seulement chez l'individu, mais encore « dans la race. » Gilet de Grandmont insiste sur le rôle que la déchéance organique joue dans la genèse de la myopie. Loring, Gorecki, Maës, Schneller, admettent le trouble nutritif héréditaire du pôle postérieur.

Mais ce sont surtout les beaux travaux de Motais (d'An- gers) qui montrent que les parents peuvent transmettre aux parents, non pas l'*excès de longueur* de leurs yeux devenus myopes, mais l'affaiblissement de leur scléro- tique acquis ou héréditaire, deuxième facteur de leur pro- pre allongement myopique.

C'est à l'hérédité de l'affaiblissement scléral qu'il faut attribuer la fréquence de la myopie en Allemagne et dans la partie de la France située au sud de la Durance, du Tarn et de la Garonne, région autrefois occupée par les Sligures et les Aquitains, dans les départements du Nord, chez les Israëlites et sa rareté dans les régions habitées par les Gallo-Celtes (Rolland).

b) Les circonstances qui favorisent la congestion de la choroïde sont : la position de la tête et du corps tout entier ; le travail dans une pièce surchauffée, mal aérée, encombrée, la chaleur des sources lumineuses, la diminution de l'acuité visuelle, les taies de la cornée, l'astigmatisme, la mauvaise disposition des sièges et des tables, etc. (Rolland).

DEUXIÈME PARTIE

CHAPITRE IV

« De quelque façon qu'on interprète la pathogénie de la myopie, à quelque cause que l'on rattache les accidents graves qui l'accompagnent et se développent avec elle, il est un fait certain, c'est que presque tous les efforts tentés contre elle, soit dans un but prophylactique, soit dans un but thérapeutique, ont été guidés par cette pensée : supprimer la tension intra-oculaire à laquelle sont liées les altérations choroïdiennes. » (Bouchard.)

Les moyens capables de supprimer ce facteur pression intra-oculaire se résument actuellement en deux groupes.

Ceux qui appartiennent au premier la combattent directement par l'emploi des agents antiglaucomateux. L'Iridectomie (traitement Dransart-Bettremieux) en est le représentant le plus autorisé.

Ceux qui se rattachent au deuxième combattent indirectement la tension intra-oculaire en supprimant définitivement sa cause prochaine; *l'acte accommodatif* (traitement Vacher-Fukala, traitement Rolland).

Occupons-nous d'abord du premier groupe.

PREMIER GROUPE

Procédés opératoires visant la Pression intra-oculaire.

L'IRIDECTOMIE

Le premier en date est sans contredit l'*Iridectomie*. Cette opération a été vivement préconisée par M. le docteur Dransart. Au congrès de l'Association française pour l'avancement des sciences (Rouen, 1883) ce praticien distingué relatait des cas de guérison de myopie progressive par l'Iridectomie et établissait les relations qui existent entre le glaucome et cette affection En 1885, à l'Académie des sciences, il présentait de nouveaux cas de guérison par la même méthode et formulait la théorie circulatoire ou plutôt glaucomateuse de la myopie.

Laqueur et Cusce ont admis l'analogie signalée par le Dr Dransart. En 1887, le Dr Warlomont, de Bruges, a publié une notice sur le traitement Dransart dans les *Annales de la Société scientifique de Bruxelles* (1887-1888). Enfin, le Dr Bettremieux s'en est fait l'avocat autorisé dans le *Journal d'oculistique du Nord de la France*. Le Dr Dransart a pratiqué, jusqu'en 1897, 248 opérations sur 164 sujets.

Quatre-vingt-quatre malades ont été opérés aux deux yeux, quatre-vingts à un seul. L'âge variait de vingt à quarante ans. Quelques-uns avaient de huit à quinze ans ; un peu plus de quinze à vingt ans, d'autres de quarante à soixante ans.

Le degré de myopie oscillait de 9 à 29 D.

Quelques jours après l'opération, il instille chaque soir une goutte d'un collyre à la pilocarpine au centième et cela pendant plusieurs mois. Durant une quinzaine de jours le sujet est soumis à une série d'injections de pilocarpine. Enfin, un régime tonique et une bonne hygiène oculaire complètent ce traitement. Voici les résultats obtenus : L'opération est inoffensive. Elle a été supportée par tous les malades et chez aucun d'eux elle n'a donné lieu a des complications opératoires ou post-opératoires. « Plus de 90 % des sujets que j'ai opérés, dit M. Dransart, ont récupéré un degré de vision supérieur à celui qu'ils avaient avant l'opération. Quelques-uns, atteints de cécité, soit par glaucome aigu, soit par décollement rétinien, ont recouvré jusqu'à un tiers de leur acuité visuelle normale et ont pu reprendre leur profession. » (Dransart.)

L'iridectomie est donc appelée, selon M. Dransart, à rendre des services précieux dans le traitement de la myopie progressive, car elle combat la pression intra-oculaire. « La cause de cette affection réside, en effet, dans un trouble circulatoire, dans un excès de tension qui préside à son développement. C'est ce que j'ai appelé la théorie circulatoire de la myopie ou bien encore la théorie glaucomateuse. Il est donc légitime d'opposer à la myopie progressive tous les moyens chirurgicaux et médicaux qui sont capables d'enrayer le processus glaucomateux. » (Dransart.)

CAPSULO-ECTOMIE TÉNONIENNE

M. Dransart a eu recours à cette opération pour la guérison des épanchements séreux de la séreuse rétro-oculaire. Il l'a associée, dans un cas, à la sclérotomie chez un jeune homme qui avait déjà perdu un œil de myopie progressive. Il a pu constater, six ans après, une amélioration de l'acuité visuelle : $V = 1/3$. Cette intervention, dit ce clinicien, rend la filtration des liquides intra-oculaires plus facile au niveau de la section des membranes. Elle possède, en somme, « une action antiglaucomateuse. »

SCLÉROTOMIE

La sclérotomie a été appliquée également au traite-- ment de la myopie.

M. de Wecker, en 1895, écrivait au sujet de cette opération :

« Deux autres indications de la sclérotomie interne à appuyer sur de nombreux faits, sont la buphthalmie et la myopie progressive. » De l'avis de cet auteur, cette intervention inoffensive es; plus justifiée que l'extrac- tion ou la discission du cristallin qui sont toujours des opérations dangereuses.

M. Dransart estime qu'elle donne des résultats moins satisfaisants que l'iridectomie. Il a opéré une myopie progressive en faisant une iridectomie à l'œil le moins bon, l'œil gauche, et une sclérotomie à l'œil droit qui

était le meilleur, avant l'opération, dans les proportions
suivantes :

$$V.\ OD = 1/20 - 12 = 1/8$$
$$V.\ OG = 1/40 - 13 = 1/10$$

Deux ans après, l'état des yeux était :

$$V.\ OD - 12 = 1/10$$
$$V.\ OG - 13 = 1/13$$

Ainsi donc, la vision de l'œil iridectomisé avait plus
que triplé de valeur. D'un autre côté, la vision de l'œil
sclérotomisé avait légèrement baissé.

Voici comment M. de Wecker explique le mode d'action de la sclérotomie :

« La sclérotomie interne tire son action de l'amincis-
sement de la sclérotique par un écart des lèvres incisées
et le débridement porte essentiellement sur le ligament
pectiné et l'insertion sclérale et antérieure du muscle
ciliaire. Son action doit dériver d'une modification dans
la filtration intra-oculaire et très probablement, si l'on
pratique cette incision sur toute la circonférence de l'angle iridien, entraîner un changement dans les fonctions
accommodatives. »

La dernière partie de ce texte nous autoriserait donc à
classer cette méthode de traitement parmi celles qui
visent spécialement l'accommodation et qui font le sujet
du chapitre suivant.

———————

DEUXIÈME GROUPE

Procédés opératoires visant l'accommodation, la cause de la pression intra-oculaire.

Nous n'envisagerons que pour mémoire le procédé des sections tendineuses (myotomies) et l'opération de Hancock.

MYOTOMIES.

A une époque relativement récente, on attribuait aux muscles extrinsèques de l'œil, malgré les conceptions lumineuses de Young, la propriété d'accommoder par allongement du globe. Les auteurs considéraient ce rôle comme exerçant une action funeste sur l'évolution de la myopie et il n'en fallait pas davantage pour justifier sa suppression. Jules Guérin (1) pratiqua, dans ce but, la *section des muscles droits ;* Philips, celle de l'oblique supérieur; Bonnet sectionna l'oblique inférieur, etc., etc.

Mais, quand il fut démontré que, seuls, le cristallin et le muscle ciliaire étaient les agents de l'accommodation, ces myotomies furent rejetées. Motais (2) a fait récemment une tentative de réhabilitation qui n'a pas trouvé d'écho.

(1) Jules Guérin. — *Gaz. méd. de Paris*, 1811.
(2) Motais. — *Soc. fr. d'opht.*, 1890.

Opération de Hancook.

Vose Salomon dit avoir exécuté cette opération avec
succès. Elle consiste à pousser la pointe d'un couteau à
cataracte dans la partie inférieure et externe de la circonférence de la cornée, et à désinsérer, à travers l'angle
iridien, le muscle ciliaire.

Elle supprime ainsi la fonction accommodative.

LA SUPPRESSION DU CRISTALLIN.

Weber propose la suppression du cristallin transparent
comme traitement de la myopie, au congrès de Heidelberg, en 1858, mais elle est condamnée par Donders,
qui la qualifie de « coupable témérité ». Santos Fernandez estime que la discission du cristallin ou son
extraction est rationnelle dans le cas de myopie progressive avec altérations nutritives profondes des membranes
de l'œil. Ruiz et Kœnig essaient de réhabiliter cette opération, en avril 1888, mais ils n'apportent aucune observation à l'appui de leurs arguments.

Fukala, en 1889, présente à la Société de médecine de
Vienne deux malades opérés par discission avec succès.
En 1890, il publie un ensemble de dix-neuf cas, concernant des individus âgés de moins de 24 ans et offrant une
myopie supérieure à — 13 D. Le docteur Vacher, apporte
à son tour sept cas de myopies fortes opérées par extraction. Les sujets n'avaient pas plus de 30 ans. Bouchard,
en 1892, réunit dans sa thèse dix-neuf observations.

Schweiger communique, au Congrès de Heidelberg (1892), les résultats de cinq opérations de myopie,
de — 17 D., dont quatre avaient été pratiquées sur les

enfants de 8 à 14 ans et une sur une femme de 34 ans.
Le procédé qu'il préconise est la discission sans iridectomie préalable et l'extraction quelques jours après. Le
succès et la règle.

Le docteur Valude opère, en 1893, un enfant myope
par discission d'un côté et extraction de l'autre. Il voit
survenir plus tard un décollement rétinien du côté de
l'extraction.

Les observations se multiplient. Hippel (1891) en re-
lève cent quatre-vingt, dont onze personnelles, toutes
suivies d'excellents résultats.

Wray (Congrès d'Heidelberg, 1895), opérant binocu-
lairement, déclare que les résultats de l'intervention sont
satisfaisants au-dessous de 30 ans, mais médiocres au-
delà.

Pflüger (1894) (1), publie une trentaine d'observations
toutes favorables à l'opération. Vacher, en 1894 et 1895,
en relate quelques-unes à la Société française d'ophtalmologie.

Sattler opère quatre-vingt-six sujets indistinctement
de six à soixante ans et alors même qu'il y a des lésions
choroïdiennes avancées. Les degrés de myopie varient
de — 15 à — 20 D. Il enregistre deux infections post-
opératoires et quatre décollements rétiniens.

Valude (2) intervient chez deux myopes porteurs de
staphylômes, sans autres lésions choroïdiennes. Il pratique l'extraction combinée avec la discission et l'iridectomie préalables.

Silvestri produit dix observations de myopie de — 16

---

(1) Pflüger. — Congrès de Bâne, 1891.
(2) Valude. — *Bulletin de l'Acad. de médecine*, déc. 1895.

à — 26 D., chez des sujets âgés de 11 à 46 ans. Pas de complications opératoires. L'acuité visuelle est augmentée dans un quart des cas.

Enfin, en 1898, Baudot (1) publie trente-huit observations, dont la plupart sont empruntées au docteur Vacher qui a pratiqué l'extraction simple sans iridectomie.

Quelques-unes appartiennent aux docteurs Valude et Kalt, qui ont employé la discission et ont vu se produire, dans certains cas, de l'iritis.

Il résulte donc, de cet aperçu historique, que les procédés opératoires auxquels on a recours pour la suppression du cristallin transparent sont la discission et l'extraction. La discission est indiquée, suivant certains auteurs, chez les jeunes gens âgés de moins de vingt-cinq ans (Fukala, Santos Fernandez, *loc. cit.*).

M. Vacher estime que l'extraction offre moins de dangers et doit toujours être préférée à la discission. M. Abadie pratique la *discission* et croit que le cristallin, s'il n'est pas cataracté, ne possède pas, même à un âge avancé (50 à 60 ans), un noyau dont la densité soit suffisante pour en empêcher la désagrégation par simple imbibition de l'humeur aqueuse.

Quoi qu'il en soit, les résultats proclamés sont excellents, mais ils ne sont pas acceptés de tous les praticiens. M. le professeur Panas n'est pas, en effet, convaincu de l'efficacité réelle de ce moyen de traitement. Il cite une observation à l'appui de ses arguments et conclut en ces termes : « On n'a pas manqué de soutenir qu'à la suite de l'extraction du cristallin transparent, il y avait arrêt de la myopie et des lésions choroïdiennes qui l'accompa-

(1) Thèse de Paris, 1898.

guent..... En ce qui concerne cette proposition, nous faisons des réserves jusqu'à plus ample informé. »
M. de Wecker prétend même que l'extraction du cristallin augmente les chances de décollement rétinien. Mais, comme le fait remarquer M. Bouchard, si, au moment où l'on opère, les lésions sont déjà avancées et le décollement imminent, on ne peut vraiment pas accuser l'opération d'être insuffisante, parce qu'elle n'a pas prévenu ce qui était déjà fait. Au contraire, cet argument ne tendrait qu'à faire opérer plus tôt, pour ne pas attendre que les lésions fussent irrémédiables. La majorité des auteurs considèrent donc cette suppression du cristallin comme susceptible, non seulement de prévenir des désordres graves, mais aussi de donner, en dernière ressource, des succès inespérés. Il est donc logique de croire que si elle détermine un arrêt manifeste des lésions de la myopie, comme le dit Abadie, le cristallin exerce, de par la fonction à laquelle il préside avec le muscle ciliaire, une influence fâcheuse sur l'évolution de l'affection. « Sa suppression entraîne celle de l'accommodation et de la convergence (Abadie) (1). » Du même fait l'excès de pression intra-oculaire disparaît, puisque cette tension exagérée est sous la dépendance de l'effort accommodatif.

Opération du Dr Rolland.

(Arrachement du nasal externe).

M. le docteur Rolland a fait, au Congrès des Sociétés savantes (Toulouse, avril 1899), une communication sur

(1) Abadie, *Soc. fr. d'opht.*, 1894.

l'arrachement du nasal appliqué au traitement de la myopie. La place de cette opération semble plutôt marquée à la suite de l'iridectomie, de la sclérotomie, autrement dit des antiglaucomateux qui constituent le premier groupe. L'influence qu'elle exerce sur le glaucome (Badal) se traduit, en effet, par une diminution de la pression à la manière des procédés opératoires précités. Mais M. Rolland la considère comme un traumatisme chirurgical, capable de provoquer, à l'instar des traumatismes accidentels de la région orbitaire, du globe oculaire (1), etc., la paralysie de l'accommodation et, par suite, la suppression de l'excès de tension intra-oculaire. Pour cette raison, nous la rattachons au groupe des opérations chirurgicales visant l'accommodation.

Voici les principaux temps de l'opération du Dr Rolland :

Premier temps. — Recherches du nasal externe selon le procédé du professeur Badal.

Deuxième temps. — Chargement du paquet vasculo-nerveux sur un crochet d'un modèle particulier.

Troisième temps. — Préhension de ce paquet à l'aide d'une pince spéciale.

Quatrième temps. — Élongation par une traction qui ne dépasse pas **250** grammes.

M. Rolland a fait installer un câble, au-dessus de la table d'opérations, auquel est fixée une poulie qui permet de doser la traction ; mais on peut la doser à la main.

Cinquième temps. — Déchiquetage, à l'aide de la sonde cannelée, entre les mors de la pince, du paquet vasculo-nerveux.

(1) Griedley, Paralysie de l'accommodation à la suite de contusion de l'œil, Buffalo. *Med. and Surg*, janvier 1891.

Sixième temps. — Cautérisations au galvano-cautère des deux bouts des cordons nerveux déchirés.

Septième temps. — Suture des lèvres de la plaie.

Pansement binoculaire.

Soins consécutifs. — Obscurité absolue *pendant quatre jours.* Le malade doit être ensuite placé dans le demi-jour pendant vingt jours, et s'abstenir de lire pendant deux mois. M. le docteur Rolland conseille surtout ce procédé pour les myopies au-dessous de 3 Dioptries, dans le but de les rendre stationnaires. Mais il pratique aussi l'opération sur des sujets dont la myopie varie de 3 D. à 16 D. Il a toujours obtenu des résultats excellents. Si malgré l'intervention, dans les cas de myopie extrême, l'affection continuait à progresser, il aurait recours à l'extraction du cristallin.

CONCLUSIONS

Le mécanisme de l'accommodation de quelque manière qu'on l'interprète montre que cette fonction physiologique augmente la tension intra-oculaire. Les expériences de Coccius (gonflement des procès ciliaires et pression sur le vitré d'avant en arrière) et celles de Sattler sont péremptoires.

Cet excès de tension est le facteur essentiel de la myopie axile. Il est secondé par la diminution de la résistance de l'hémisphère postérieur à peine appréciable au début, mais susceptible d'aboutir aux lésions les plus graves, si les conditions d'hygiène et de nutrition ne s'améliorent pas.

Tous les traitements chirurgicaux usités contre la myopie axile visent la suppression de cette pression intra-oculaire, les uns s'adressent directement à elle : *Sclérotomie*, *Iridectomie*, *Capsulo-Ectomie ténonienne*. Les autres s'appliquent à sa cause : *l'accommodation*. Ce sont : la *suppression du cristallin*, *l'opération de Hancock*, les *myotomies* et *l'arrachement du nasal*, opération sur laquelle le docteur Rolland a fait une communication au Congrès des Sociétés savantes (Toulouse 1899). Les yotomies et l'opération de Hancock sont complètement abandonnées.

L'arrachement du Nasal, qui, d'après M. Rolland, agit en paralysant l'accommodation, peut se rattacher, si l'on n'admet pas cette hypothèse, au groupe des procédés opératoires dirigés immédiatement contre la pression.

INDEX BIBLIOGRAPHIQUE

ABADIE. — Discussion sur l'extraction du cristallin dans la myopie forte. Soc. Fr. d'ophtalmologie, 1891.

BADAL. — Des verres périscopiques. Annales d'oculistique, 1883.

BAUDOT. — Extraction du cristallin transparent. Thèse de Paris, 1898.

BOUCHARD. — De la suppression du cristallin transparent comme moyen de traitement de la myopie. Thèse de Paris, 1892.

BARRAQUER. — Mydriase et paralysie de l'accommodation par action reflexe. Gaz. méd. de Cataluna, 1879, II-203.

BETTREMIEUX. — Du traitement de la myopie par l'iridectomie. Arch. d'ophtalmologie, janv. 1888.

BETTREMIEUX. — Retour d'un œil myope à l'emmétropie. Essais de cure radicale de la myopie. Société Franç. d'Ophtalmologie, 1898.

CHAUVEL. — Acuité visuelle dans la myopie. Recueil d'ophtalmologie, avril 1894.

CHIBRET et AUGIERAS. — Parésie double de l'accommodation, sept. 1892 ; Revue générale d'Ophtalmologie, page 399, § 360.

DIMIDOVICHT. — Un cas de myopie forte. Revue générale d'Ophtalm., déc. 1898.

DRANSART. — Contribution au traitement de la myopie progressive par l'iridectomie et la sclérotomie. Soc. Franç. d'Ophtalmologie, mai 1897.

FALKENBURG et STRAUBE. — De la réfraction normale de l'œil et de l'hypermétropie. Revue générale d'Ophtalmologie, page 183, 1891.

FICK. — Quelques notes concernant l'accommodation des hypermétropes. Revue générale d'Ophtalmologie, 1896.

FUKALA. — De l'extraction du cristallin dans la myopie forte par discision. Résultats de nos opérations. Société Franç. d'Ophtalmologie, 1894.

GALEZOWSKI. — Asthénopie accommodative à la suite du froid. Recueil d'Ophtalmologie, 1880.

GEGOROFF. — Dilatation de la pupille. Revue générale d'Ophtalmologie, page 491, 1886.

HIRSCHBERG. — Diminution de la myopie par l'extraction du cristallin. Revue générale d'Ophtalmologie, page 32, 1898.

KATZ. — Éclairage minimal. Revue générale d'Ophtalmologie, page 96, 1897,

KATZ. — Du clignement comme mesure de la fatigue oculaire, page 365, Revue générale d'Ophtalmologie, 1895.

KOSTER. — Contribution à l'étude du glaucome. Revue générale d'Ophtalmologie, 1895, page 497.

LAGRANGE. — L'opération de Badal. Arch, d'ophtalmologie, tome VI, pages 43 et 203.

MARTIN G. — Rôle du dynamisme dans la myopie progressive. Société Française d'Ophtalmologie, 1889.

MADDOX (E.-E.) — Note sur la paralysie artificielle de l'accommodation. Revue générale d'Ophtalmologie, mars 1898.

G. MACQUAY. — Éblouissement de la rétine par la lumière directe du soleil. Revue générale, septembre 1895.

MORAT et DOYON. — Le sympathique cervical et l'accommodation. Lyon médical, 1895.

MAXWELL. — Effets de l'obstruction nasale sur l'accommodation. Annales d'oculistique, 1896.

NICATI. — Le problème de la tension oculaire, page 165. Revue générale d'Ophtalmologie, 1894.

D'ŒNCH. — Paralysie traumatique des nerfs mot. ocul. externe et mot. ocul. com. Annales d'oculistique, 1894, page 71.

ROLAND POPE. — Ablation du cristallin dans un cas de myopie. Revue générale d'Ophtalmologie, 1898, page 136.

PANAS. — Traité des maladies des yeux, 1894.

— — Traitement chirurgical de la myopie. Annales d'oculistique, janvier 1897.

PANAS — Traitement chirurgical de la myopie. Arch. d'Ophtalmologie, février 1897.

Power. — Paralysie de l'accommodation après une chute sur la tête. O. Horp. Rep., volume VIII, septembre 1875.

Rochon-Duvignaud. — Précis iconographique d'anatomie normale de l'œil. Société d'éditions scientifiques, Paris.

Rolland. — De l'excès de l'allongement de l'œil. Bulletin d'oculistique, 1895, 1896, 1898, 1899.

Redard. — De la section des nerfs ciliaires et du nerf optique. Thèse de Paris, 1879.

Siegrist. — Procès ciliaires dans la région pupillaire. Revue générale d'Ophtamologie, page 115, 1897.

Sattler. — Contribution à l'anatomie et à la physiologie de l'accommodation. Heidelberg, 1887.

Trousseau. — De l'élongation du nerf nasal externe dans le traitement du glaucome. Thèse de Paris, 1883.

Tscherning. — Optique physiologique. Paris, 1898. (Carré et Naud).

Vacher. — De l'extraction du cristallin transparent comme moyen prophylactique de la myopie forte et du décollement de la rétine. Société Française d'ophtalmologie, 1894.

Wolf. — Myopie délétère. Revue générale d'Ophtalm., 1897, p. 34.

De Wecker et Landolt. — Traité d'ophtalmologie. Paris, 1887.

De Wecker. — L'élongation des nerfs appliquée à la chirurgie oculaire. Annales d'oculistique, 1881, page 134.

De Wecker. — De la sclérotomie interne. Annales d'oculist., 1895.

Valude et Duclos. — Du débridement de l'angle iridien. Annales d'Oculistique, 1898.

Velhagen. — La forte myopie est-elle le résultat des mariages consanguins? 1895. Revue générale d'Ophtalmologie.

Zanotti. — Du traitement opératoire de la myopie forte progressive par l'extraction du cristallin transparent. Annales d'oculistique, 1898, page 140.

BIBLIOGRAPHIE COMPLÉMENTAIRE

Rolland. — Nouveau traitement de la myopie par l'arrachement du nasal externe. Annales d'Oculistique, tome 115.

BRAVAIS. — Du traitement de la myopie progressive. Société Française d'Ophtalmologie, 1890.

CHWALINSKI. — Pression intra-oculaire. Revue générale d'Ophtalmologie, 1897.

RUIZ et KŒNIG. — Pathogénie et traitement de la myopie progressive. Revue générale d'Ophtalmologie, 1888.

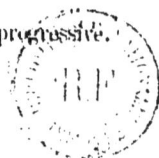

Toulouse. — Imp. LAGARDE et SÉBILLE, rue Romiguières, 2.

128

www.ingramcontent.com/pod-product-compliance
Lightning Source LLC
Chambersburg PA
CBHW070912210326
41521CB00010B/2161